W0054179

Gesund abnehmen
mit der Kraft der Kräuter

NINA KIENREICH

Gesund abnehmen mit der Kraft der Kräuter

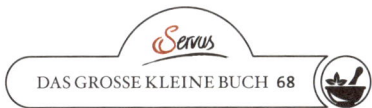

DAS GROSSE KLEINE BUCH 68

Inhalt

———

Schlankmacher aus dem Pflanzenreich 6

Bitterstoffe als Helfer beim Abnehmen 9

Ernährungsplan 12

Kräuter und Gewürze zur Unterstützung
des Stoffwechsels 14

Bärlauch 14

Brennnessel 16

Engelwurz 18

Galgant 20

Gelber Enzian 22

Goldrute 24

Kerbel 26

Kurkuma (Gelbwurz) 28

Löwenzahn 30

Mariendistel   32

Meisterwurz   34

Melisse   36

Oregano (Wilder Dost)   38

Rosmarin   40

Schafgarbe   42

**Was sonst noch auf dem
Speiseplan stehen sollte**   **44**

Beeren   44

Bittergemüse   46

Fermentierte Lebensmittel   48

Grüner Tee   50

Haferkleie   52

Hirse   54

Hülsenfrüchte   56

Kren (Meerrettich)   58

Leinsamen   60

Naturmolke   62

Über die Autorin   64

Schlankmacher aus dem Pflanzenreich

Fürs Abnehmen gilt die einfache Formel: Weniger Kalorien essen, als man verbraucht, oder mehr verbrauchen, als man isst. Das wissen wir mittlerweile – und trotzdem scheitern wir immer wieder daran, Abnehmvorsätze langfristig erfolgreich in die Tat umzusetzen. Unsere moderne Esswelt macht es uns ja auch nicht leicht: Wir essen oft außer Haus, unter Zeitdruck oder abgelenkt durch Handy und Bildschirm. Ständig haben wir kalorienreiches Essen in Sicht- und Griffweite und werden durch Werbung für Nahrungsmittel berieselt. Längst essen wir kaum mehr aus physiologischem Hunger, sondern aus Stress, zur Entspannung, aus Frust, aus Langeweile oder purer Lust am Genuss. Auf der anderen Seite werden Lebensmittel durch den hohen Verarbeitungsgrad immer nährstoffärmer. Wir nehmen zwar mehr als genug Kalorien, aber zu wenig Vitamine, Mineralstoffe, Enzyme und sekundäre Pflanzenstoffe auf. Der Körper sendet uns „Hilferufe" in Form von übermäßigem Appetit bis hin zu chronischen Erkrankungen.

Um diesem Nährstoffmangel vorzubeugen, liefert uns die Natur einen wahren Schatz an „Superfoods". Sie müssen nur regelmäßig und möglichst schonend verarbeitet auf unserem Teller landen. Das bedeutet keinesfalls Verzicht auf Genuss – ganz im Gegenteil: Kräuter und Gewürze sind die Seele der Kochkunst und bereichern den Geschmack unserer Speisen. Natursubstanzen wie Bitterstoffe, Antioxidantien, ätherische Öle, lösliche Ballaststoffe, Vitamine und Mineralstoffe unterstützen den Stoffwechsel und helfen uns in vielerlei Hinsicht beim Abnehmen:

- Durch einen höheren Gemüseanteil auf dem Teller wird das Essen bei gleicher Portionsgröße automatisch kalorienärmer.

- Bitterstoffe und Ballaststoffe in der Ernährung sind natürliche Appetitzügler und stoppen den Heißhunger auf Süßes.

- Sekundäre Pflanzenstoffe unterstützen die Entgiftungsfunktion der Leber und kurbeln Stoffwechsel und Fettverbrennung an.

- Entwässernde Pflanzenstoffe befreien uns von überschüssigem Bindegewebswasser.

- Die Verdauung wird gefördert und die Darmflora wird optimiert.

- ✐ Aromastoffe wirken als Stimmungsaufheller und gegen Stress.

- ✐ Viele sekundäre Pflanzenstoffe haben gesundheitsfördernde Wirkung: Sie senken Blutzucker- und Cholesterinspiegel, verbessern chronische Entzündungen oder wirken antibakteriell und immunstärkend.

Kräuter und heimische „Superfoods" kann man ganz einfach selbst ins Essen hineinzaubern: Kräutersalz zum Kochen, Tee als Getränk, Salate mit Kräuterdressing, selbst gemachter Topfenaufstrich oder schmackhafte Gemüsesuppen sind schnell und einfach zubereitet.

Bitterstoffe als Helfer beim Abnehmen

„Wer noch so ein kleines Gärtlein hat, soll darin haben einen Enzianstock, einen Salbeistock und einen Wermutstock. Dann hat er sogleich eine Apotheke an der Hand."
Sebastian Kneipp

Bitteres ist aus unserer Nahrung fast gänzlich verschwunden. Süß, sauer, salzig sind unserem Gaumen willkommen. Bitternoten gelten als unerwünscht und werden aus dem Gemüse herausgezüchtet oder herausgekocht. Dabei sind Bitterstoffe, die den Pflanzen als Fraßschutz dienen, wahre Lebenselixiere und haben in der traditionellen Heilkunde rund um den Erdball einen hohen Stellenwert. Sowohl in der traditionellen chinesischen Medizin, der traditionellen tibetischen Medizin, im Ayurveda als auch in der traditionellen europäischen Medizin sind Bitterpflanzen zentraler Bestandteil zahlreicher Rezepturen.

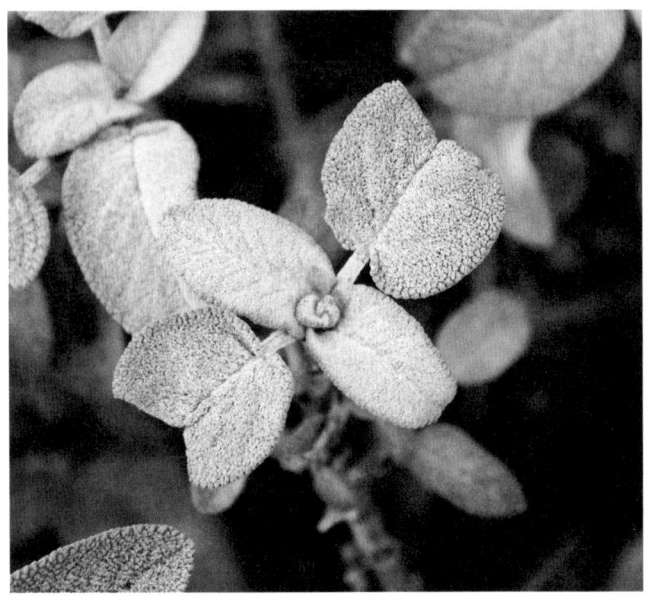

Beim Abnehmen können Bitterpflanzen jedem, der den Wunsch hat, weniger zu essen, wertvolle Dienste leisten: Sie steigern die Magensaftproduktion und regen die Bauchspeicheldrüse an. Damit fördern sie ein rascheres Sättigungsgefühl und wirken buchstäblich als „Essbremse". Bei Naschkatzen vertreiben sie den Heißhunger auf Süßes. Durch ihre leicht abführende Wirkung unterstützen sie den Körper bei der Entschlackung und Entgiftung.

Zudem helfen Bitterstoffe dabei, die Fettverbrennung in Schwung zu bringen und wichtige Nährstoffe wie fettlösliche Vitamine, Vitamin B12 oder Eisen besser aufzunehmen. Bitterpflanzen haben durch ihre tonisierende, kräftigende Wirkung auch einen positiven Einfluss auf die Psyche – und wer sich besser fühlt, dem fällt es auch leichter, diszipliniert zu bleiben und sich regelmäßig zu bewegen.

Man muss dafür nicht gleich seinen Speiseplan gänzlich auf die Geschmacksrichtung „bitter" umstellen. Kleine Experimente mit Löwenzahn, frischen Wild- und Gartenkräutern oder Chicorée helfen, sich an das Bittere heranzutasten und bereichern den Geschmack vieler Speisen.

Info:

Nicht verwendet werden sollten Bitterstoffe
bei Sodbrennen, Gastritis, Gallensteinen
und Magengeschwüren!

Ernährungsplan

Auch mit den gesündesten Lebensmitteln funktioniert das Abnehmen nur, wenn man unterm Strich ein Kaloriendefizit schafft. Der Ernährungsplan dient als Leitfaden für Speisengestaltung und Portionsgrößen, um in Summe nicht mehr als 1200 Kilokalorien pro Tag zu essen.

Das Abnehmen wird zu Beginn durch eine ausleitende Teekur über 3 Wochen unterstützt:

Woche 1:	Teemischung für Leber und Gallenblase (Rezept S. 33)
Woche 2:	Bitterteemischung (Rezept S. 23)
Woche 3:	Teemischung für Niere und Harnwege (Rezept S. 25)

	Vegetarischer Tag	Mischkost-Tag
Frühstück *300 kcal*	2 Scheiben Sauerteigbrot (je 40 g) 50 g Kräutertopfen (Rezept S. 27) 1 Handvoll Gemüse-Rohkost 1 Stück Obst (z.B. 1 Apfel) 1 Tasse Tee	1 Schüssel Habermus (Rezept S. 21) 1 Tasse Tee
Mittagessen *600 kcal*	Hirse-Gemüse-Pfanne (Rezept S. 55) 1 Stück Energieriegel (Rezept S. 61) 1 Tasse Tee	120 g mageres, gegrilltes Fleisch 200 g Rosmarin-Kartoffeln (Rezept S. 41) 1 großer Schöpfer Ofengemüse (Rezept S. 47) 1 Tasse Tee
Abendessen *300 kcal*	200 g Ofenkartoffeln mit 50 g Kräutertopfen (-quark) vom Frühstück 200 ml Schlummermilch (Rezept S. 37) 1 Tasse Tee	Löwenzahnsalat mit 60 g Käse-bällchen (Rezept S. 31) 1 Scheibe Sauerteigbrot (40 g) 1 Tasse Tee
Zwischen-mahlzeit *max. 50 kcal*	Weglassen oder 200 ml Naturmolke (Rezept S. 63)	
Getränke	Insgesamt 2 bis 2,5 l Wasser, Tee und Molke pro Tag	

Kräuter und Gewürze zur Unterstützung des Stoffwechsels

Bärlauch

Frühjahrskur für den Darm

Im Frühjahr breitet sich in feuchten Laubwäldern der intensive Knoblauchduft des Bärlauchs aus. Schon die Germanen sagten, er verleihe „Bärenkräfte". Die Blätter werden vor der Blüte gesammelt, danach sind sie ungenießbar. Achtung: Es besteht Verwechslungsgefahr mit den giftigen Maiglöckchen und Herbstzeitlosen!

Bärlauch enthält reichlich schwefeliges, ätherisches Öl, das stark blutreinigend und blutdrucksenkend wirkt. Es tötet Fäulnis verursachende Bakterien und hilft bei der Darmsanierung. Neben Eisen liefert Bärlauch auch Magnesium, Mangan und Vitamin C. Er wird am besten frisch in Pestos, Aufstrichen und Suppen verwendet. Getrocknet verliert er seine Wirkstoffe. Zur Konservierung eignen sich Bärlauchöl oder Bärlauchsalz.

BÄRLAUCHSALZ

....

1 Teil Bärlauch · 1 Teil Steinsalz

Bärlauch fein hacken. Mit Salz im Mörser verreiben. Die Masse auf ein Backpapier streichen und in der Nähe des Heizkörpers (nicht in der Sonne oder im Backrohr) trocknen. Wenn die Masse trocken ist, nochmals mit dem Mörser zerreiben.

VERWENDUNG

Zum Verfeinern von Salatdressings, Marinaden, Suppen, Saucen, Nudel- und Reisgerichten. Mit Topfen (Quark) gemischt als Brotaufstrich oder auf dem Butterbrot. In einem lichtundurchlässigen Gefäß etwa ein Jahr haltbar.

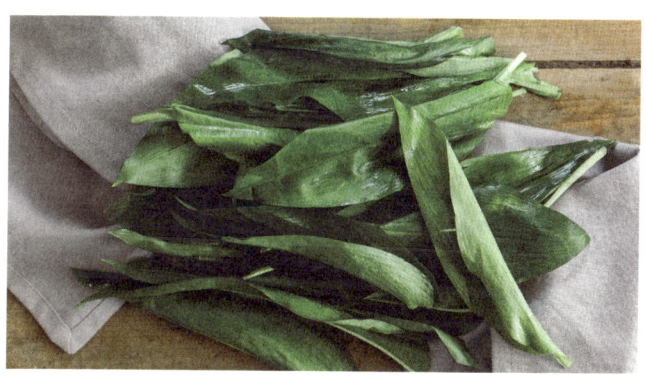

Brennnessel

Bereitet uns im Frühling auf die aktivste Zeit des Jahres vor

Die Brennnessel folgt dem Menschen anhänglich – schade, dass ihr viele aus dem Weg gehen. Mit ihren wärmenden und trocknenden Eigenschaften ist sie ein ideales Kraut für die Frühjahrskur: Sie regt Verdauung und Stoffwechsel an und hilft uns durch ihren hohen Gehalt an Mineralstoffen und Flavonoiden, überschüssige Wassereinlagerungen loszuwerden. Frisch verwendet – beim Verarbeiten trägt man am besten Handschuhe – lässt sich die reinigende Wirkung besonders gut nutzen. Neben Brennnesselfrischsaft kann man das Kraut auch zu Spinat, Suppen oder Kräuterpasten verarbeiten.

BRENNNESSEL-GIERSCH-PESTO

1 klein geschnittene Knoblauchzehe · 2 Handvoll Brennnessel
2 Handvoll Giersch · Olivenöl · 3 EL geriebener Parmesan
3 EL gehackte Walnüsse · Zitrone · Salz

Den Knoblauch mit Brennnesselblättern, Giersch und etwas Öl pürieren. Parmesan, Nüsse und noch etwas Öl hinzufügen und durchmixen. Mit Zitronensaft und Salz abschmecken. Das Pesto in sterile Gläser umfüllen, mit einer dünnen Schicht Olivenöl bedecken und fest verschließen.

VERWENDUNG

Das Pesto ist ideal zum Verfeinern von Grillgemüse, als Brotaufstrich oder zu Nudeln.

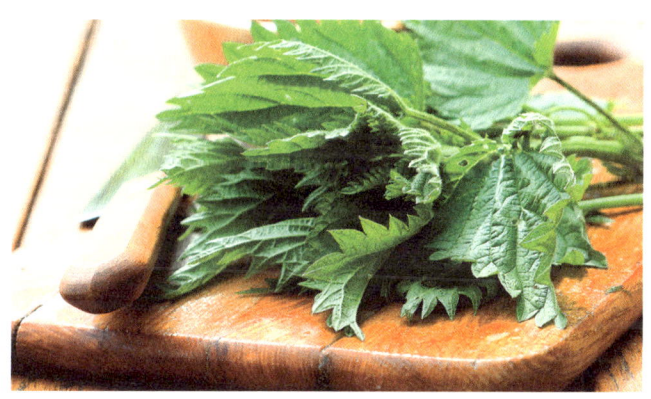

Engelwurz

❦

Lässt die Verdauungssäfte fließen

Aufgrund ihrer blutreinigenden und entzündungshemmenden Wirkung war die zwei bis drei Meter große Bitterpflanze mit den kugelrunden Dolden in Zeiten böser Epidemien oft lebensrettend – daher der Name „Engelwurz" (*Angelica archangelica*). Als Universalheilmittel wird sie seit dem Mittelalter in Klostergärten gezogen und ist Bestandteil des klassischen „Schwedenbitters". Sie regt Magen- und Bauchspeicheldrüse an, fördert die Eiweiß- und Fettverdauung und verhilft damit zu einem rascheren Sättigungsgefühl. In Nordeuropa steht die würzig-aromatische Verwandte des Liebstöckels traditionell als Gemüse auf dem Speiseplan.

ENGELWURZ-ESSIG

4 g getrocknete Engelwurz-Wurzel · 1 Zweig Rosmarin
4 g Salbeiblätter · 4 g Pfefferminzblätter
¼ l Bio-Wein- oder Mostessig

Engelwurz und Kräuter in eine Flasche geben und mit Essig
aufgießen. Verschlossen etwa zwei Wochen ziehen lassen.

VERWENDUNG

Salat aus Pflücksalaten (Asiasalate, Rucola, Vogerlsalat/Feld-
salat) und Radicchio mit Engelwurz-Essig und 1 Teelöffel
Leindotteröl marinieren. Als leichte Vorspeise genossen
regt der Salat die Verdauung an und füllt den Magen.

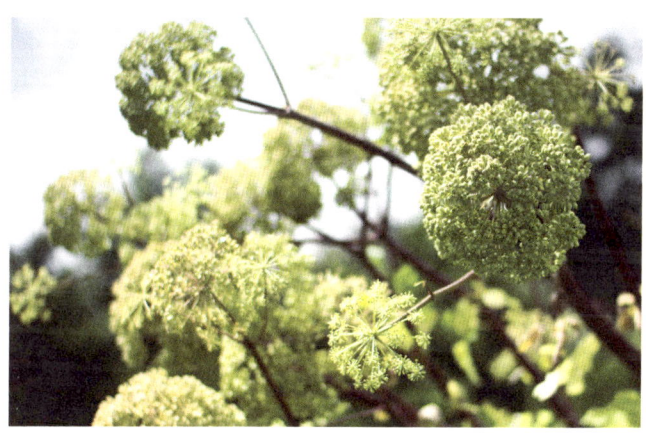

Galgant

Fördert die Verdauung, entkrampft und entbläht

Die mehrjährige, schilfartige Staude stammt ursprünglich aus Asien und ist eng verwandt mit Ingwer. Die Wurzel kann frisch oder getrocknet verwendet werden. Sie verleiht Gemüseeintöpfen, Fleischgerichten, Kompott, Marmelade und Lebkuchen eine süßlich-scharfe Würze. In der Hildegard-Medizin wird Galgant als „Gewürz des Lebens" bezeichnet. Die enthaltenen Scharfstoffe, ätherischen Öle und Bioflavonoide haben eine stark verdauungsfördernde, entkrampfende und entzündungshemmende Wirkung und fördern die Durchblutung. Hildegard empfiehlt einen Teelöffel Galgant in einer Tasse Kaffee, um die Verdauung nach einer üppigen Mahlzeit zu unterstützen.

HABERMUS

Für 2 Portionen: 100 g Dinkelhabermus (Dinkelschrot, -flocken)
2 Tassen Wasser · 2 TL Honig · 2 EL Rosinen · 1 Apfel · 1 Msp. Galgant
1 Msp. Bertram · ½ TL Zimt · Zitrone · 2 TL Flohsamen

Dinkelhabermus in Wasser unter ständigem Rühren aufkochen. Honig, Rosinen, geschnittenen Apfel und Gewürze zugeben und 5 bis 10 Minuten quellen lassen. Mit Zitronensaft abschmecken und mit Flohsamen bestreuen.

VERWENDUNG

Als wärmendes Energiefrühstück bringt Habermus die Verdauung morgens in Schwung.

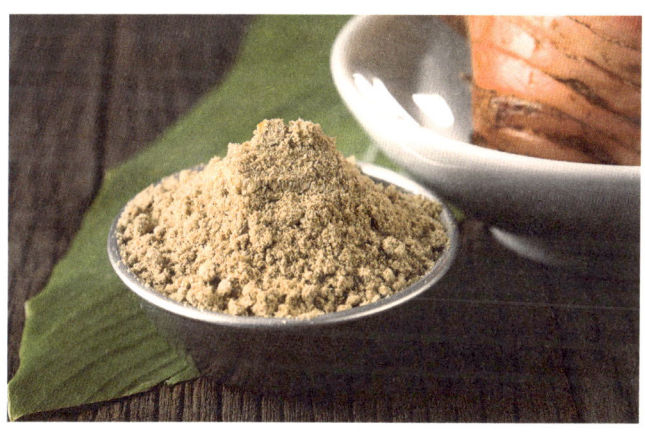

Gelber Enzian

Bitter für Fortgeschrittene

Das bekannteste Allheilmittel der Alpen wächst auf Almwiesen bis 2500 Meter und ist die bitterste heimische Pflanze. Schon 1 Gramm hinterlässt in 150 Liter Wasser noch einen bitteren Geschmack. Alle Heilkräfte sind in den armdicken, bis zu einem Meter langen Wurzeln vereint. Ob Blähungen, Völlegefühl oder chronische Verstopfung – Enzian harmonisiert die Verdauung, hilft Kreislauf und Stoffwechsel auf die Sprünge und dämpft das Hungergefühl. Wer ihn als Kräuterpulver, Essigauszug, Ansatzschnaps oder Tee verwenden möchte, holt sich die anregende Bitterstoffdroge besser aus der Apotheke. Enzian steht nämlich unter strengem Naturschutz.

Bitterteemischung

20 g Pfefferminze · 20 g Kamillenblüten · 10 g Lavendel
10 g Schafgarbe · 10 g Kümmel · 10 g Löwenzahnwurzel
10 g Wermut · 10 g Enzianwurzel

1 Teelöffel der Teemischung mit ¼ l kochendem Wasser übergießen und 7 bis 8 Minuten ziehen lassen. Schluckweise nach der Mahlzeit trinken.

VERWENDUNG

Im Rahmen der ausleitenden Frühjahrskur dreimal täglich eine Tasse. Der Tee hilft gegen Völlegefühl nach dem Essen und lindert Süßverlangen.

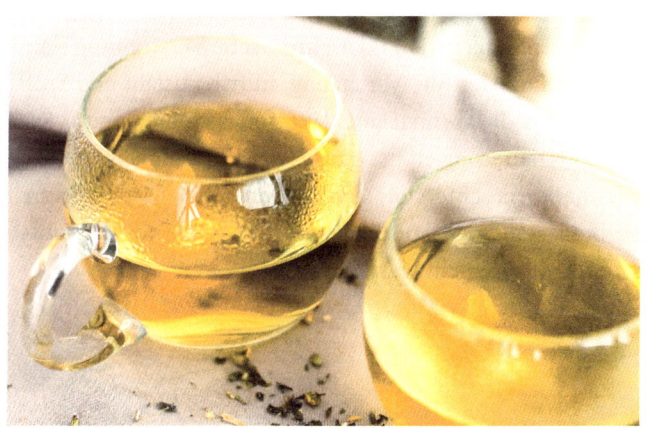

Goldrute

Spült und reinigt den Körper

Der Korbblütler ist auf trockenen Böden in ganz Europa heimisch. Verwendet werden die gelben Blütenköpfchen, die auch getrocknet ihre schöne Farbe behalten. Die Goldrute gilt als Nieren- und Blasenmittel erster Wahl. Die enthaltenen Tannine haben eine zusammenziehende, trocknende Wirkung. Saponine, Flavonoide und Cumarine regen die Harnbildung an. Damit erweist uns die Pflanze nicht nur bei Ödemen, Steinleiden und Harnwegsinfekten gute Dienste, sondern auch bei einer Frühjahrskur: Die mit dem Fettgewebe abgebauten Giftstoffe werden möglichst schnell ausgeschwemmt. In der Naturheilkunde wird die Goldrute wegen ihrer entzündungshemmenden, blutreinigenden Wirkung bei Gicht, Rheuma und Arthritis empfohlen.

TEEMISCHUNG FÜR NIERE UND HARNWEGE

2 Teile Goldrute · 2 Teile Birkenblätter · 1 Teil Hauhechelwurzel

1 Teelöffel der Teemischung mit ¼ l heißem Wasser übergießen und 5 bis 10 Minuten ziehen lassen.

VERWENDUNG

Dreimal täglich eine Tasse zu den Mahlzeiten als Teil der ausleitenden Frühjahrs-Teekur.

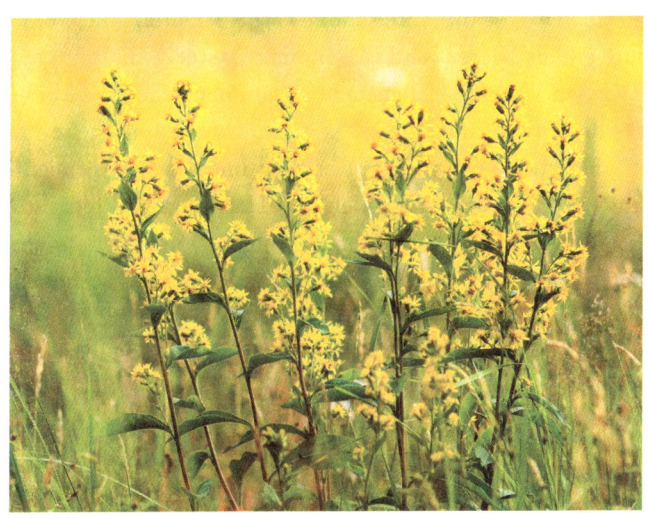

Kerbel

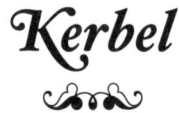

Vertreibt die Frühjahrsmüdigkeit

Kerbel ähnelt vom Aussehen her der Petersilie, das süßlich-würzige Aroma erinnert eher an Anis oder Fenchel. Wegen der Verwechslungsgefahr mit anderen giftigen Doldenblütlern sollte man die Pflanze selbst ziehen – im Kräutergarten ist sie ein guter Schneckenschutz. Kerbel fördert die Magensaftsekretion und hat eine blutverdünnende Wirkung. Die reichlich enthaltenen Mineralstoffe wie Eisen, Magnesium, Kalium und Zink bringen Zellstoffwechsel und Kreislauf in Schwung. Kerbel ist in der französischen Küche sehr beliebt. Bei uns kennt man ihn gemeinsam mit Minze als Bestandteil der Kärtner-Kasnudel-Fülle. Er passt gut zu Topfen (Quark), Eierspeisen, Suppen und Ragouts. Da er beim Mitkochen Aroma und Inhaltsstoffe verliert, sollten die gehackten Blätter über die fertigen Speisen gestreut werden.

KRÄUTERTOPFEN

Für 2 Portionen: ½ Becher Magertopfen (-quark)
etwas Mineralwasser · Salz · Pfeffer · 1 Handvoll Küchenkräuter
(z.B. Kerbel, Schnittlauch, Petersilie, Dill)

Topfen mit einem Schuss Mineralwasser glatt rühren. Küchenkräuter fein hacken und untermischen. Mit Salz und Pfeffer abschmecken.

VERWENDUNG

Kräutertopfen schmeckt gut als Brotaufstrich – v.a. anstatt Butter unter Wurst und Käse. Er passt auch gut zu Ofenkartoffeln.

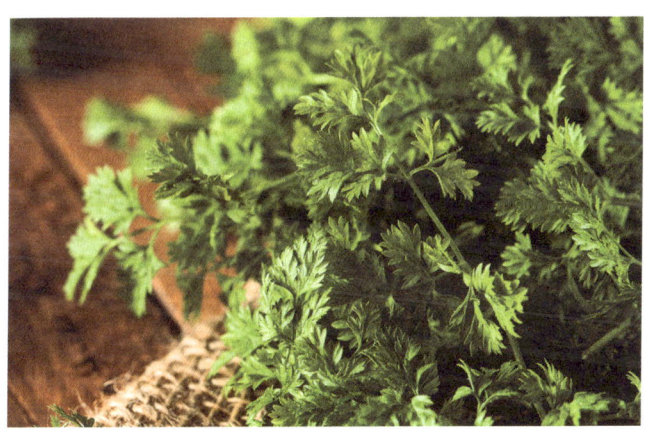

Kurkuma (Gelbwurz)

Gelber Verdauungsförderer aus Indien

Das Ingwergewächs stammt ursprünglich aus tropischen Regionen, wo es als Bestandteil des Currypulvers für Konservierung und Bekömmlichkeit sorgt. Seit kurzer Zeit wird die Wurzel auch in der westlichen Medizin verwendet: Die ätherischen Öle und die Curcuminoid-Farbstoffe senken Blutfettwerte, Cholesterin- und Blutzuckerspiegel. Kurkuma gilt als pflanzliches Antibiotikum und regt Gallenfluss und Lebertätigkeit an. Als natürliches Antidepressivum trinkt man ein Glas warme Gewürzmilch. In der Küche zaubert Kurkuma intensives Gelb und scharf-frischen, leicht bitteren Geschmack in die Speisen. Damit sich die Wirkstoffe gut lösen, braucht es etwas Fett.

Würzige Kichererbsen

Für 2 Portionen: 1 Dose Kichererbsen (Abtropfgewicht ca. 250 g)
1 getrocknete Chilischote · ½ TL Kurkuma · ½ TL Kardamom
½ TL Salz · 1 EL Rapsöl · 1 Knoblauchzehe

Kichererbsen gut abspülen. Backofen auf 180 °C vorheizen. Die Chilischote fein zerreiben. Die Gewürze mit Salz und Öl vermischen und Knoblauch dazupressen. Die Kichererbsen in der Gewürzmischung wenden und auf einem Backblech mit Backpapier verteilen. Im Ofen auf mittlerer Schiene circa 50 Minuten rösten.

VERWENDUNG

Anstatt anderer fettreicher Knabbereien eine Handvoll Kichererbsen snacken.

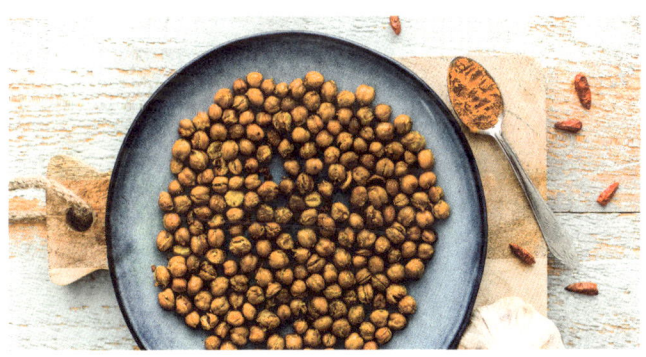

Löwenzahn

Putzt den Körper so richtig durch

Der gelb blühende Korbblütler wächst auf gut gedüngten, sonnigen Böden. Obwohl oft als Unkraut abgetan, wird der „Röhrlsalat" schon lange als Vitaminschub im Frühling verzehrt. Als klassisches Entgiftungskraut ist er Bestandteil jeder Frühjahrskur: Über vier Wochen eingenommen spült er die Überbleibsel des schweren Winteressens aus dem Körper. Seine Bitterstoffe regen den Gallenfluss an und beschleunigen die Verdauung. Die Mineralstoffe Kalium, Magnesium und Calcium wirken stark entwässernd und unterstützen den Abbau saurer Stoffwechselprodukte. Haut, Haare, Nägel und Bindegewebe werden gestärkt. Die nussig-bitteren Blätter schmecken gut als Salat oder wie Spinat gekocht. Auch Frischsaft oder Tee kann daraus zubereitet werden.

LÖWENZAHNSALAT MIT KÄSEBÄLLCHEN

....

Für 2 Portionen: 1 Becher Mini-Mozzarella · 20 g gehackte
Kürbiskerne · 2 Handvoll Löwenzahnblätter · 1 EL Apfelessig
1 EL Kürbiskernöl Kräutersalz · Löwenzahnblüten · Gänseblümchen

Mozzarella-Bällchen in gehackten Kürbiskernen wälzen.
Löwenzahnblätter waschen und gut abtropfen lassen. Mit
einem Dressing aus Apfelessig, Kürbiskernöl und Kräutersalz marinieren. Die Mozzarella-Bällchen darauf anrichten
und mit Löwenzahnblüten und Gänseblümchen garnieren.

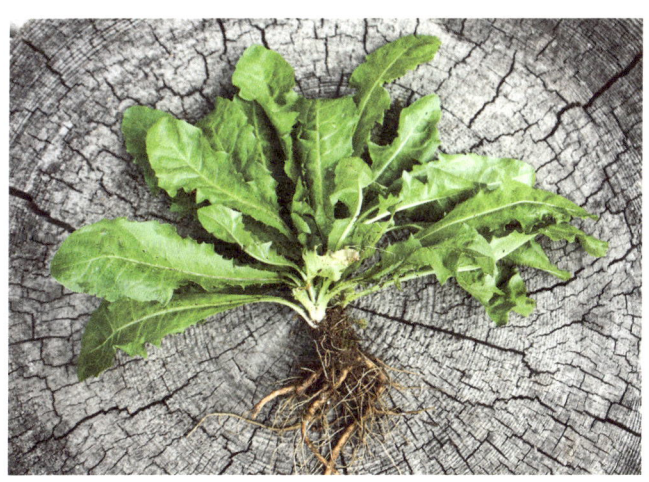

Mariendistel

Unterstützung für die Leber

Die Pflanze mit den leuchtend violetten, kugelförmigen Blütenständen wird schon seit Jahrhunderten erfolgreich zur Behandlung verschiedenster Leberleiden eingesetzt. Die Leber zerlegt Nahrungsstoffe, stellt daraus Enzyme und Vitamine für den Stoffwechsel her und bringt Gifte zur Ausscheidung. Durch moderne Industrienahrung und Umwelttoxine wird sie aber stark belastet. Es schadet daher nicht, seiner Leber von Zeit zu Zeit Unterstützung zukommen zu lassen. Die Mariendistel enthält den Wirkstoff Silymarin, der die Leberzellen regeneriert. Alle Teile der Pflanze sind essbar. Die Wurzeln schmecken wie Pastinaken, die Blütenstände wie die verwandten Artischocken, die Samen oder das Öl daraus können für Salate verwendet werden. Für Kuranwendungen eignen sich besonders fertige Essenzen aus der Apotheke oder Tee.

TEEMISCHUNG FÜR LEBER UND GALLENBLASE

30 g Mariendistel · 20 g Wegwarte · 20 g Löwenzahnwurzel
30 g Pfefferminze

1 TL der Mischung pro Tasse mit heißem Wasser übergießen und 10 Minuten ziehen lassen. Dreimal täglich vor dem Essen trinken.

VERWENDUNG

Als Teil der ausleitenden Frühjahrskur dreimal täglich eine Tasse vor den Mahlzeiten oder als begleitende Daueranwendung über 6 bis 12 Monate.

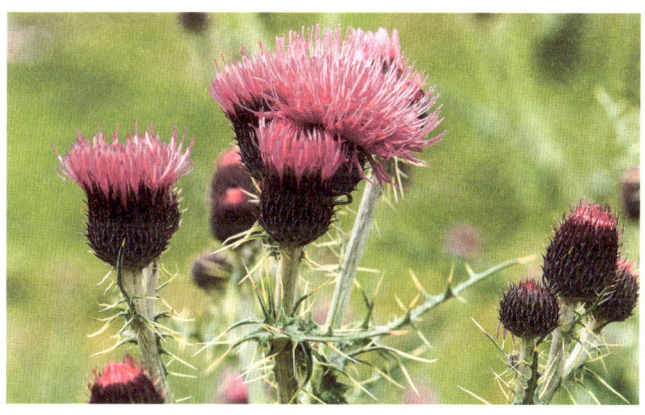

Meisterwurz

Bitteres zur Anregung des Stoffwechsels

Die Meisterwurz, die „Meisterin aller Heilpflanzen", ist sehr typisch für den Alpenraum, wo sie in vielen Kräuterbüchern erwähnt wird. Für den Laien ist sie schwer von anderen teils giftigen Doldenblütlern zu unterscheiden. Verwendet wird die angenehm pikant duftende, leicht bitter schmeckende Wurzel. Sie gilt als wärmend und trocknend, was so viel bedeutet wie stoffwechselanregend und ausleitend. Zum oder nach dem Essen genossen, halten die Bitterstoffe den Blutzuckerspiegel konstant, schützen vor Heißhunger und unkontrolliertem Essen. Die Meisterwurz wirkt ausgleichend auf den Säure-Basen-Haushalt und macht psychisch belastbarer. Wichtig ist das richtige Maß: kleine Mengen, aber dafür wiederkehrend.

BITTERKRÄUTER-PULVER

2 g Wermutkraut · 4 g Schafgarbenkraut · 4 g Wacholderbeeren
8 g Fenchelsamen · 8 g Kümmelsamen · 4 g Angelikawurzel
8 g Löwenzahnwurzel · 4 g Bertramwurzel · 2 g Meisterwurz

Die getrockneten Kräuter, Samen und Wurzeln in der Küchenmaschine fein mahlen.

VERWENDUNG

Eine Prise Bitterkräuter-Pulver als Gewürz, mit Tee oder mit Fruchtsaft einnehmen.

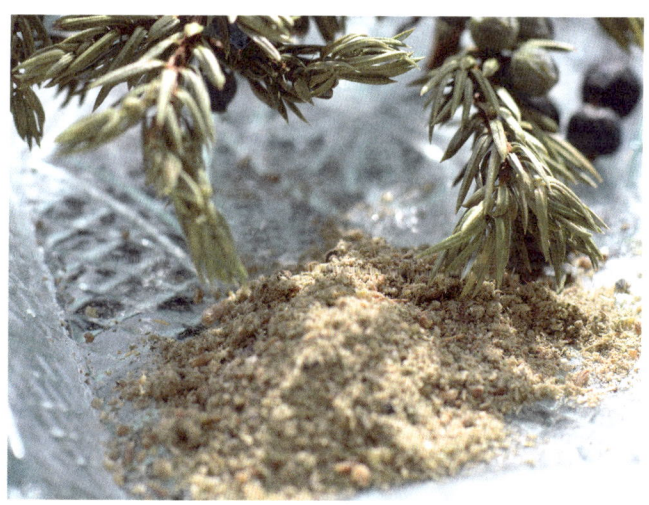

Melisse

Vertreibt Sorgen und trübe Gedanken

Die Melisse wächst nur im Mittelmeerraum wild, bei uns treibt sie im Garten schon zeitig im Frühjahr aus. Die zitronig duftenden, bittersüß schmeckenden Blätter werden vor der Blütezeit geerntet. Als Küchengewürz passen sie zu Süßspeisen, Gemüse, Salat und Fisch und aromatisieren Wasser und Sirup. Seit dem 17. Jahrhundert wird in Klöstern Melissengeist als Mittel gegen Kreislaufschwäche und Nervenkrisen hergestellt. Aufgrund der beruhigenden Wirkung erleichtert Melisse das Einschlafen und sorgt für eine gute Nachtruhe. Im Schlaf schüttet der Körper Wachstumshormone aus, die für Zellregeneration und Fettabbau wichtig sind. Die ätherischen Öle der Melisse vertreiben als Einreibung Spannungskopfschmerzen, die Bitterstoffe wirken verdauungsfördernd und blähungstreibend.

MELISSENWASSER

2 Melissenstängel · 1 l Wasser · 1 Schuss Orangensaft
Süßstoff nach Belieben

In der Früh Melissenstängel in kaltes Wasser legen. Zu Mittag mit Orangensaft und ein wenig Süßstoff abschmecken.

SCHLUMMERMILCH

3 TL Melissenblätter · ¼ l fettarme Milch · 1 TL Honig

Milch aufkochen und Melissenblätter darin 10 Minuten ziehen lassen. Honig unterrühren und vor dem Schlafengehen genießen.

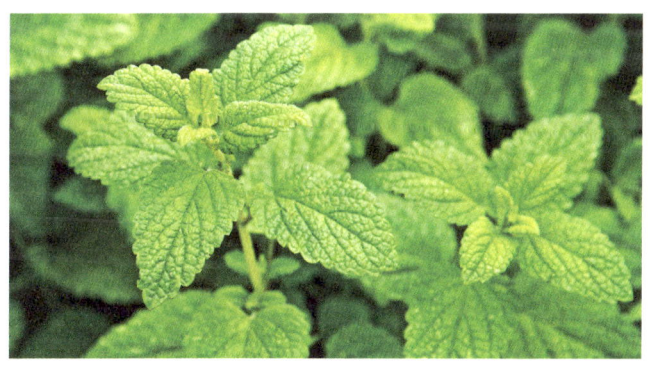

Oregano (Wilder Dost)

Beruhigt und entkrampft

Oregano stammt aus dem Mittelmeerraum und ist aus der Küche dort nicht wegzudenken. Als Gewürz findet er Verwendung in Eintöpfen, Kartoffelspeisen, Bohnengerichten, Pizza und Öl- und Essigauszügen. Aufgrund des hohen Anteils an ätherischem Öl duften die Blätter würzig. Bitter- und Gerbstoffe verleihen einen herben bis scharfen Geschmack. Beim Trocknen behalten die Blätter ihr volles Aroma. Das enthaltene Thymol bekämpft Keime aller Art. Zudem wirkt der nahe Verwandte des Majorans beruhigend, entkrampfend und verdauungsfördernd. So wie Knoblauch und Salbei hilft er dem Körper, Gifte auszuscheiden und stärkt den Stoffwechsel.

KRÄUTERDRESSING

2 EL Apfelessig · 4 EL Rapsöl · 1 TL getrockneter Oregano
½ TL getrocknetes Basilikum · ½ TL Dillsamen · ½ TL getrocknete
Pfefferminzblätter · ½ TL Zwiebelpulver · 1 Msp. Salz
1 Msp. schwarzer Pfeffer · ½ TL Senfkörner

Essig und Öl vermischen. Die Gewürze einrühren und circa
1 Stunde ziehen lassen.

Tipp

Bei Bedarf kann man auch größere Mengen auf einmal herstellen.
In einem verschlossenen Glas hält sich das Dressing einige Tage.

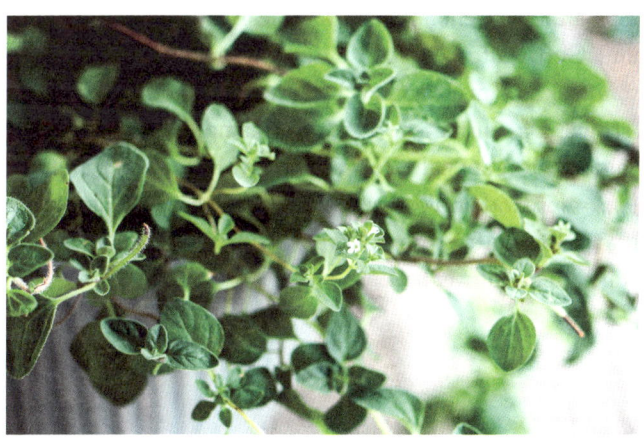

Rosmarin

Muntermacher bei Frühjahrsmüdigkeit

Der mediterrane Lippenblütler ist eine weit verbreitete Gewürzpflanze und wird seit Dioskurides Zeiten als Heilpflanze zur körperlichen Stärkung genutzt. Wegen seines belebenden Duftes wird er in der Aromatherapie zur Konzentrationsförderung und bei niedrigem Blutdruck eingesetzt. Er hebt den Noradrenalinspiegel und macht körperlich aktiver. Als Einreibung oder Bad hilft er gegen Muskelschmerzen nach einer anstrengenden Sporteinheit. Als Gewürz fördert Rosmarin die Verdauung. Er wirkt krampflösend, beruhigt den Magen und regt den Stoffwechsel an. Sein würzig-herbes Aroma passt gut zu Wild, Geflügel, Lamm, Kartoffeln und mediterranen Nudel- und Gemüsegerichten. Aufgrund seiner antibakteriellen Wirkung verlängert er die Haltbarkeit von Speisen.

ROSMARINKARTOFFELN

Für 2 Portionen: 400 g fest kochende Kartoffeln
4 Stängel Rosmarin · Salz · Pfeffer · 2 EL Olivenöl

Den Backofen auf 200 °C vorheizen. Die Kartoffeln in Spalten schneiden und mit der Schnittseite nach oben auf einem Backblech verteilen. Die Nadeln des Rosmarins abzupfen und fein hacken. Die Kartoffeln mit Salz und Pfeffer würzen, mit dem Rosmarin bestreuen und mit Olivenöl beträufeln. Im Ofen etwa 30 bis 35 Minuten braten.

VERWENDUNG

Rosmarinkartoffeln sind eine kalorienarme Alternative zu Pommes frites.

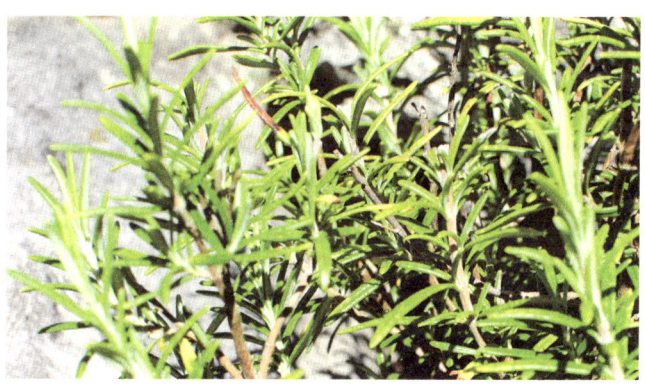

Schafgarbe

Frauenkraut und Verdauungshelfer

Die Schafgarbe gehört zu den ältesten Heilpflanzen. Hildegard von Bingen nutzte sie aufgrund ihrer desinfizierenden Wirkung zur Wundbehandlung. Als Frauenkraut lindert sie Menstruations- und Wechseljahrbeschwerden, geschwollene Beine, Kopfschmerzen und Stress. Zu den Abnehmkräutern gehört die Schafgarbe, weil sie die Verdauung stimuliert, den Gallenfluss fördert und den Stoffwechsel tonisiert. Feucht-heiße Leberwickel mit Schafgarbe regen den Leberstoffwechsel an. Die zarten Schafgarbenblätter eignen sich auch gut für die Wildkräuterküche.

Frühlingskräutersuppe

<u>Für 2 Portionen:</u> 100 g Frühlingskräuter (z.B. Schafgarbe,
Brennnessel, Bärlauch, Kerbel, Brunnenkresse) · 1 Zwiebel
1 EL Rapsöl · 1 EL Dinkelvollkornmehl · 400 ml Gemüsesuppe
Salz · Pfeffer · Muskatnuss · 1 TL Zitronensaft · 2 EL Sauerrahm
1 Handvoll Gänseblümchen

Die Kräuter waschen und grob hacken. Die Zwiebel schälen, fein würfeln und in Rapsöl glasig dünsten. Mit Mehl be-
stäuben und kurz anschwitzen. Mit Gemüsesuppe aufgießen und unter Rühren bei mittlerer Hitze 5 Minuten köcheln
lassen. Mit Salz, Pfeffer, Muskatnuss und Zitronensaft würzen. Die Kräuter zugeben und die Suppe fein pürieren. Mit
Sauerrahm verfeinern und mit Gänseblümchen bestreuen.

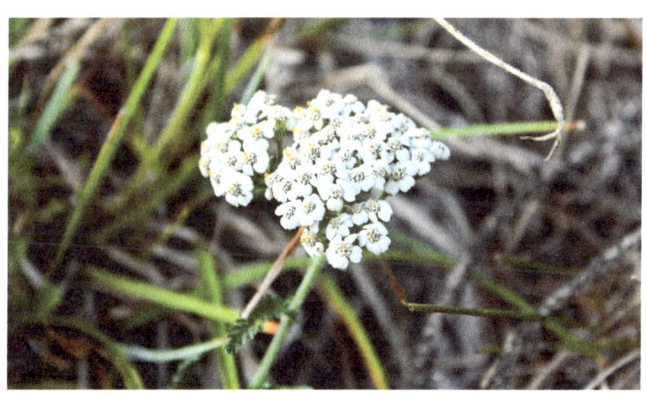

Beeren

Sekundäre Pflanzenstoffe zum Knabbern

Wer freut sich ab Mai nicht auf die ersten Beerenfrüchte? Auf die kleinen Naschereien aus dem Garten darf man sich auch freuen, denn sie stecken voller Inhaltsstoffe mit hohem Gesundheitswert. Anthocyane, die Farbstoffe von roten und blauen Früchten, gehören zu den Antioxidantien. Sie schützen den Körper vor zellschädigenden Verbindungen, die für Alterungsprozesse und Krankheiten verantwortlich sind. Erdbeeren, Brombeeren, Himbeeren, Heidelbeeren, Johannisbeeren, Preiselbeeren und Holunderbeeren sind zudem reich an Vitamin C, Magnesium, Eisen, Kalzium und Kalium. Sie wirken stoffwechselanregend, blutreinigend, knochenbildend, entwässernd, verdauungsfördernd und stärken das Immunsystem. Wegen ihres hohen Ballaststoffgehaltes und des niedrigen Fruchtzuckeranteils sorgen sie für Sättigung und einen stabilen Blutzuckerspiegel.

BEERENBUTTERMILCH

<u>Für 2 Portionen:</u> 100 g Beerenobst · 250 ml Buttermilch
50 ml Vollmilch · Zimt · 1 TL Honig

Das Obst mit Buttermilch und Milch pürieren. Mit Zimt
und Honig abschmecken.

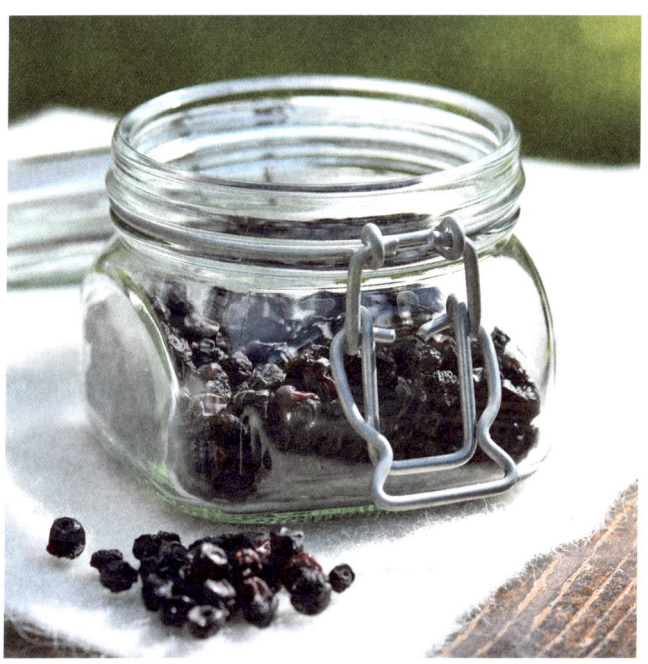

Bittergemüse

"Was bitter dem Mund, ist innerlich gesund."

Unsere Urgroßeltern kannten noch Gemüse, das richtig herb-bitter sein durfte. Mit zunehmenden Wohlstand wurde das Gemüse dem mild-süßem Einheitsgeschmack angepasst: Bitteres wurde aus den Kulturpflanzen herausgezüchtet oder durch Kochtechniken wie Einsalzen entfernt. Damit entgeht uns aber eine wichtige „Essbremse": Bitterstoffe nehmen den Appetit auf immer mehr und wir essen nicht mehr über den Hunger hinaus. Auberginen, Brokkoli, Karfiol (Blumenkohl), Kohlsprossen und Fenchel lassen sich gut überbacken oder zu Ofengemüse verarbeiten. Gurken, Rucola, Radicchio, Chicorée oder Endivie schmecken als Salat und Rohkost. Artischocken gibt es auch schon fertig eingelegt im Glas zu kaufen.

MEDITERRANES OFENGEMÜSE

Für 2 Portionen: 500 g Gemüse (z.B. Auberginen, Brokkoli, Fenchel, Tomaten) · 1 EL Olivenöl · Rosmarin · Oregano · Thymian · Salz

Gemüse waschen und in mundgerechte Stücke schneiden. Auf einem mit Backpapier ausgelegten Backblech verteilen. Mit Olivenöl bepinseln. Mit fein gehackten Gewürzen und Salz bestreuen. Im Ofen bei 200 °C ca. 20 Minuten braten.

Tipp

Die zweite Hälfte des Backblechs mit Rosmarinkartoffeln (Rezept S. 41) auslegen. Dazu Fleisch oder Fisch anbraten und fertig ist das mediterrane Mittagessen.

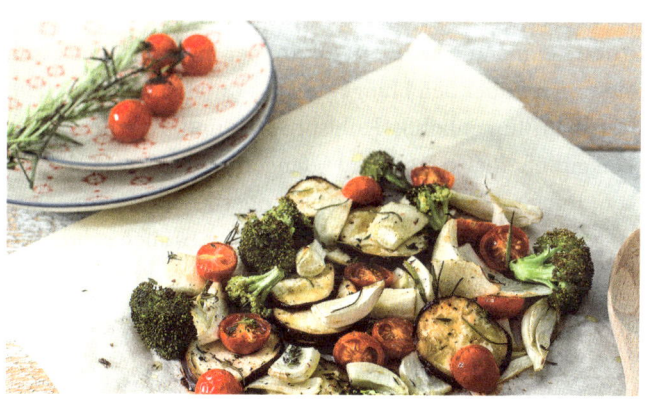

Fermentierte Lebensmittel

Natürliche Probiotika

Fermentation heißt Umwandlung von Stoffen mit Hilfe von Milchsäurebakterien zu Milchsäure. Die Bakterien produzieren dabei antibakterielle Substanzen und machen Lebensmittel auf natürliche Weise haltbar. Verfärbungen, Geschmacks- und Geruchsveränderungen sind durchaus erwünscht und werten die Produkte auf. Milchsauer vergorene Lebensmittel sind leicht verdaulich und stimulieren das Immunsystem. Regelmäßiger Genuss in kleinen Mengen hat einen gesundheitsfördernden Effekt auf die Darmflora. Zum Fermentieren gut geeignet sind Milchprodukte, Gemüse und Kräutergetränke wie Hollersprudel.

EINGELEGTE ZUCCHINI

1 Zucchini · 1 Knoblauchzehe · 1 Rosmarinzweig
1 TL Molke · Salz · abgekochtes Wasser

Zucchini in dünne Scheiben schneiden. In ein mit kochendem Wasser desinfiziertes Schraubglas schichten. Gewürze und Molke zugeben. So viel Wasser einfüllen, dass die Zucchinischeiben bedeckt sind, aber noch 2 Zentimeter bis zum Rand frei bleiben. Das Glas zuschrauben und 10 Tage an einem warmen Ort stehen lassen. Danach noch 5 bis 6 Wochen an einem kühlen Ort fertig gären lassen. Statt Zucchini eignen sich auch andere Gemüsesorten wie Rote Rüben, Kraut, Kohlrabi, Karotten oder Sellerie zum Einlegen.

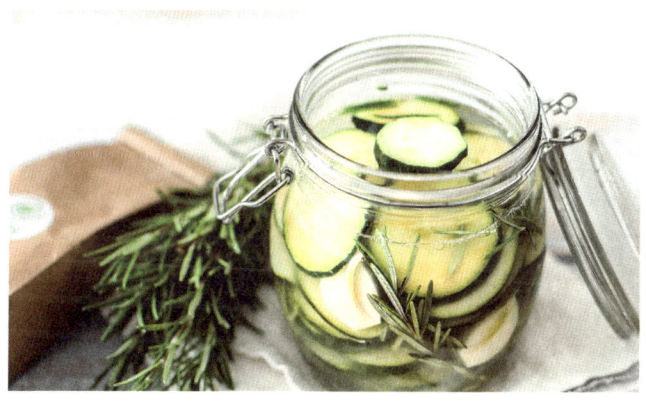

Grüner Tee

Stimuliert die Fettverbrennung und macht munter

Die Teepflanze *Camellia sinensis* stammt aus China. Im Gegensatz zu schwarzem Tee werden die Blätter für die Grüntee-Herstellung nicht fermentiert. Grüner Tee enthält einen der wenigen wissenschaftlich untermauerten Wirkstoffe zur Gewichtskontrolle: Catechine hemmen den Noradrenalinabbau und stimulieren die Verbrennung von Fettsäuren. Auf diesem Weg regt grüner Tee den Stoffwechsel an und erhöht den Energieverbrauch. Sein Anti-Aging-Effekt beruht auf der zellschützenden Wirkung der enthaltenen Antioxidantien. Um die wertvollen Inhaltsstoffe auch in der Tasse wiederzufinden, sollte man Grüntee mit 70 bis 80 °C heißem Wasser aufgießen und nur 2 bis 3 Minuten ziehen lassen. Aufgrund des Koffeingehaltes ist er ein Getränk für die erste Tageshälfte. Man trinkt Grüntee am besten zwischen den Mahlzeiten, damit die Aufnahme von Mineralstoffen wie Eisen nicht beeinträchtigt wird.

EISTEE

....

4 Beutel grüner Tee · 1 l Wasser · 1 Zitrone
1 Zweig Zitronenmelisse · 1 EL Honig · Eiswürfel

Teebeutel mit 70 bis 80 °C warmem Wasser aufgießen und 3 Minuten ziehen lassen. Tee abkühlen lassen. Zitrone auspressen und mit der Zitronenmelisse zum Tee geben. Mit Honig abschmecken und mit Eiswürfeln gekühlt servieren.

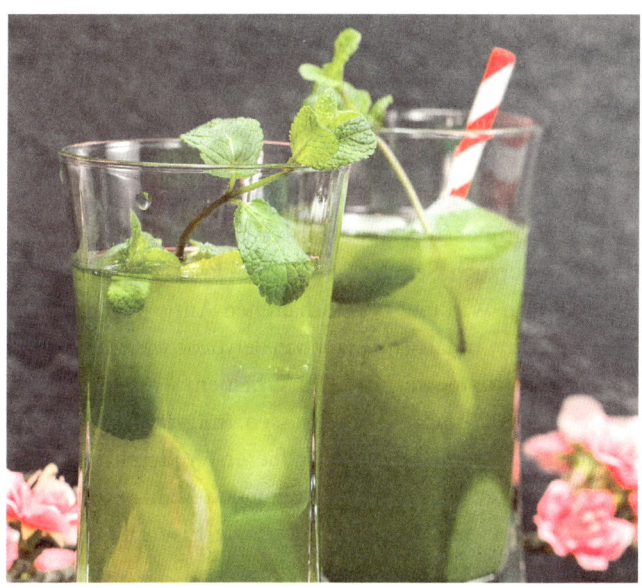

Haferkleie

Stabilisiert den Blutzuckerspiegel

Schon Hildegard von Bingen bezeichnete Hafer als eine beglückende, gesunde Speise, die fröhliches Gemüt und klaren Verstand bereitet. Die nährstoffreichsten Bestandteile des Haferkorns, die Aleuronschicht, die Samenschale und der Keimling werden zur Haferkleie verarbeitet. Diese ist besonders reich an ß-Glucan. Der lösliche Ballaststoff bindet Gallensäuren und senkt so den Cholesterinspiegel. Kohlenhydrate werden langsamer aufgenommen und der Blutzuckerspiegel steigt nach dem Essen weniger stark an. Dies hilft nicht nur Diabetikern, sondern auch jedem, der unter Heißhungerattacken zwischen den Mahlzeiten leidet. Schon 40 Gramm oder 4 Esslöffel Haferkleie pro Tag reichen für einen deutlichen Effekt. Haferkleie kann in Müsli, Aufläufen, Gebäck und Kuchen verwendet werden. Wichtig: Ausreichend trinken, sonst besteht die Gefahr einer Verstopfung!

HAFERKLEIE-BREI

Für 2 Portionen: 80 g Haferkleie · 400 ml Magermilch
1 Apfel oder 250 g Beeren · 2 TL Honig · Zimt · Vanille

Haferkleie in Milch aufkochen. Geraspelten Apfel oder Beeren dazugeben und bei reduzierter Hitze kurz mitdünsten.
Mit Honig und einer Prise Zimt und Vanille verfeinern.

VERWENDUNG
Haferkleie-Brei als Frühstück wärmt und hält lange satt.

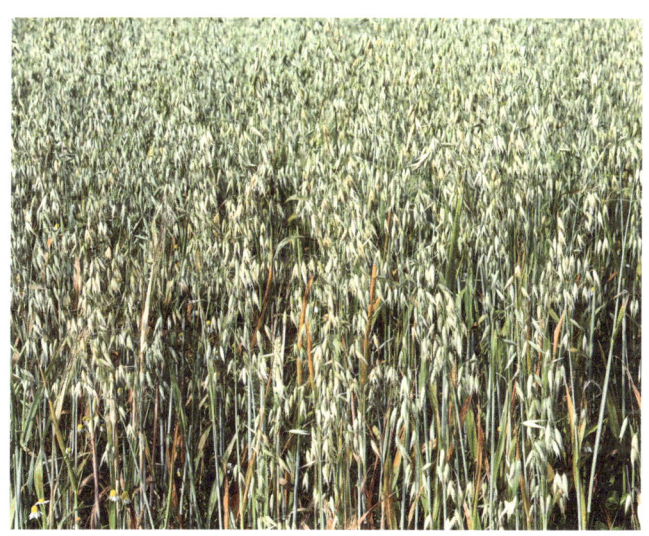

Hirse

❧❧❧

Schönheits- und Reparaturgetreide

Hirse wurde als „Getreide des armen Mannes" bezeichnet, da sie mit nährstoffarmen Böden und wenig Wasser auskommt. Trotzdem steckt in ihr jede Menge Gutes: Eiweiß macht satt und erhält die Muskeln. Kieselsäure ist ein wichtiges Schutz- und Stützelement für Bindegewebe, Haare und Nägel. Es hilft der Haut, Feuchtigkeit zu binden und sorgt für Spannkraft. Eisen sorgt für die Blutbildung – schon 50 Gramm Hirse decken den Tagesbedarf. Die kleinen, runden Körner liefern auch Magnesium, Kalium, Kalzium und Fluor. Hirse eignet sich nicht zum Brotbacken, da das Klebereiweiß (Gluten) fehlt. Sie kann aber als Getreidebeilage, für Aufläufe, Hirsotto, Laibchen oder Brei verwendet werden.

Hirse-Gemüse-Pfanne

Für 2 Portionen: 120 g Hirse · 250 ml Wasser · ½ Zwiebel
500 g Gemüse (z.B. Zucchini, Paprika, Auberginen, Karotten)
1 EL Olivenöl · 100 ml Tomatensauce · Kräutersalz
Pfeffer · 50 g Käse (fettarm) · frische Kräuter
(z.B. Basilikum, Thymian, Oregano)

Hirse in Wasser weich dünsten. Zwiebel schälen und fein hacken. Gemüse klein schneiden. In einer Pfanne mit Öl die Zwiebel goldgelb anrösten. Das Gemüse dazugeben und anschwitzen. Mit Tomatensauce aufgießen, mit Salz und Pfeffer abschmecken. Hirse beifügen und etwas nachziehen lassen. Mit geriebenem Käse und Kräutern bestreuen.

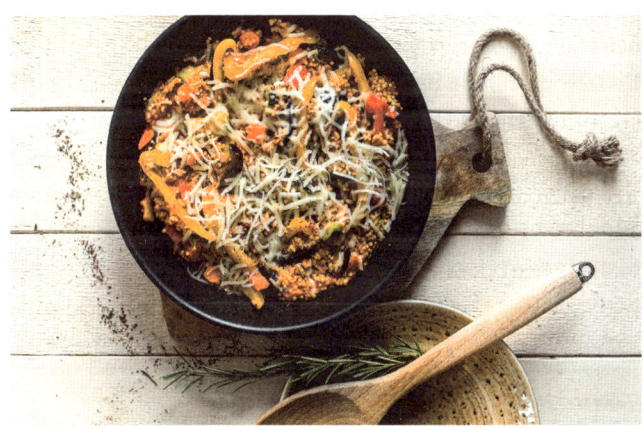

Hülsenfrüchte

Nährstoffreiche Sattmacher

Lange waren sie als schwer verdauliches Arme-Leute-Essen verschrien. Durch den Trend zur vegetarischen Küche wurden (Soja-)Bohnen, Erbsen und Linsen als Fleischersatz wiederentdeckt. Hülsenfrüchte haben nicht nur den höchsten Eiweißgehalt aller pflanzlichen Lebensmittel, sie enthalten auch mehr Vitamin B, Kalium, Magnesium, Phosphor und Eisen als eine Portion Fleisch. In Kombination mit Getreide ist das Eiweiß besonders hochwertig. Zum Abnehmen sind Hülsenfrüchte ideal: Sie sind fettarm, die Kohlenhydrate werden durch die löslichen Ballaststoffe nur langsam ins Blut aufgenommen und machen lange satt. Um Blähungen zu vermeiden, sollte man das Waschwasser wegschütten, die Hülsenfrüchte gut weich kochen und mit Kümmel, Fenchel, Koriander, Bohnenkraut, Majoran, Liebstöckel oder Rosmarin würzen.

Käferbohnen-Eintopf

Für 2 Portionen: ½ Zwiebel · 1 Karotte · 1 Pastinake · ¼ Lauch
1 EL Rapsöl · 1 EL Tomatenmark · 1 Tasse gekochte Käferbohnen
400 ml Gemüsesuppe · Chili · Bohnenkraut · Salz · Kurkuma
Abrieb einer Zitrone

Zwiebel und Gemüse klein schneiden und in Rapsöl anschwitzen. Tomatenmark einrühren, mit Gemüsesuppe aufgießen. Chili und Bohnenkraut dazugeben. Das Gemüse weich kochen, gegen Ende der Garzeit die Käferbohnen zugeben. Mit Salz, Kurkuma und Zitronenschale pikant abschmecken. Mit Sauerteigbrot servieren.

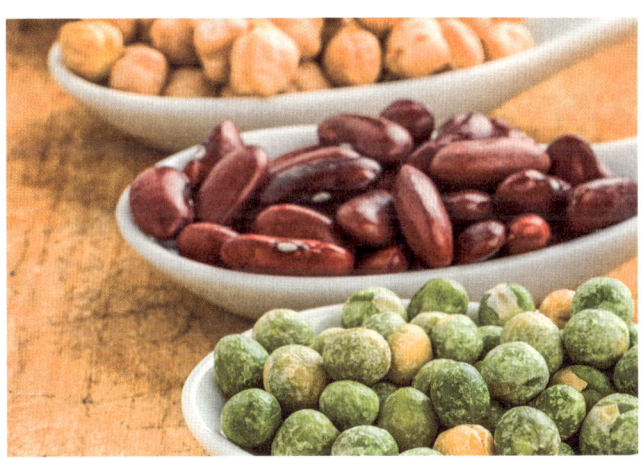

Kren (Meerrettich)

Gesunde Schärfe für die Darmflora

Die große, spindelförmige Rettichwurzel wird von Herbst bis ins Frühjahr geerntet. Als Bestandteil der Osterjause erinnert die Krenwurz an das bittere Leiden Christi. Wegen der antibiotischen Substanz Sinigrin wird sie als „Penicillin des Gartens" bezeichnet. Die Wurzel enthält mehr Vitamin C als Zitronen – gerne wird sie daher vorbeugend gegen Erkältungen und bei Darmpilzinfektionen verzehrt. Beim Reiben entfalten Senföle ihre tränentreibende Wirkung. Sie aktivieren den Stoffwechsel, kurbeln Fettverdauung und Nierentätigkeit an und regulieren den Blutdruck. Kren passt gut zu gekochtem oder gebratenen Fleisch, in Saucen, Suppen und Brotaufstriche. Er sollte stets frisch gerieben verwendet werden, denn bereits nach 10 Minuten verflüchtigen sich die ätherischen Öle. Wird die Wurzel in ein mit Essig befeuchtetes Tuch gewickelt im Kühlschrank aufbewahrt, so bleibt sie wochenlang frisch.

𝒜PFELKREN

2 Äpfel · 1 EL Zitronensaft · 150 g Kren · 1 TL Honig

Äpfel schälen und reiben und mit Zitronensaft beträufeln.
Den Kren fein reiben und unterrühren. Mit etwas Honig
abschmecken.

VERWENDUNG

Apfelkren passt hervorragend zu Fleischgerichten.

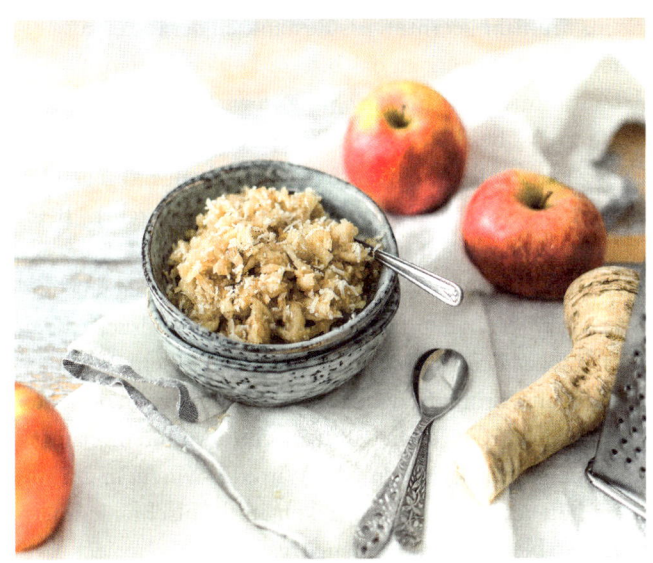

Leinsamen

Liefern wertvolle Omega-3-Fettsäuren

Leinsamen sind die Samen der Flachspflanze, einer der ältesten Kulturpflanzen der Welt. Früher wurde Lein zur Faserherstellung angebaut, später erlangte er Bedeutung als Ölpflanze. Man kann ihn durchaus als heimisches „Superfood" bezeichnen: Leinöl enthält die höchste Konzentration an Omega-3-Fettsäuren aller Pflanzenöle. Die nussig-schmeckenden gelben oder braunen Samen nehmen aufgrund ihrer Schleimstoffe viel Wasser auf. Sie quellen und regulieren so den Stuhl bei Darmträgheit und Durchfall. Als Schutzfilm auf der Magen- und Darmschleimhaut lindern sie Sodbrennen und Gastritis. Phytoöstrogene wirken ausgleichend auf den weiblichen Hormonhaushalt. Beim Abnehmen sollte man Leinsamen aber nicht im Übermaß konsumieren: 100 Gramm enthalten immerhin 500 Kilokalorien. Schon 1 Esslöffel pro Tag genügt, um von den positiven Wirkungen zu profitieren.

ENERGIERIEGEL

30 g entkernte Datteln · 1 Orange · 40 g getrocknete Marillen
50 g Mandeln · 40 g Leinsamen · 40 g Kokosraspel

Datteln mit geschälten und entkernten Orangenspalten pürieren. Marillen und Mandeln fein hacken. Alle Zutaten mischen, bis eine homogene Masse entsteht. Daraus auf einem Backblech mit Backpapier etwa 10 Riegel formen. Im Ofen etwa 20 Minuten bei 160 °C backen. Umdrehen und weitere 10 Minuten backen. Die Riegel über Nacht auskühlen lassen. Die Riegel sind in einer verschlossenen Dose eine Woche im Kühlschrank haltbar. Zum Mitnehmen in Backpapier einwickeln.

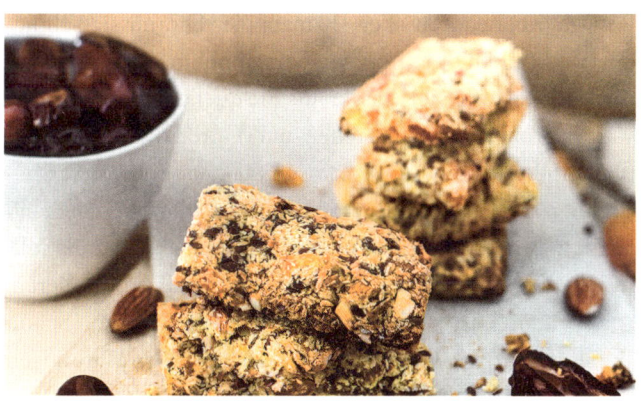

Naturmolke

Kalorienarmer Eiweißdrink

Molke ist ein „Abfallprodukt" der Käseherstellung. Zur Milch wird Labenzym zugegeben, das Milcheiweiß verklumpt und setzt sich ab. Übrig bleibt Süßmolke, die wie Milch reichlich B-Vitamine, Kalium, Calcium und Jod, aber kaum Fett enthält. Das Molkeneiweiß ist besonders hochwertig. Es liefert essenzielle Aminosäuren, die der Körper selbst nicht herstellen kann, und verhindert, dass der Körper beim Abnehmen wertvolle Muskelmasse abbaut.

Wer Zwischenmahlzeiten durch ein Glas bekömmliche Naturmolke ohne Zuckerzusatz ersetzt, spart nicht nur Kalorien, sondern liefert seinen Muskeln auch jede Menge Baumaterial. Naturmolke erhält man bei Käseherstellern oder in Reformhäusern als Pulver. Wer unter Laktoseintoleranz leidet, sollte auf Molke verzichten, denn sie enthält etwa 5% Laktose.

MOLKEGETRÄNK MIT GRÜNTEE

250 ml grüner Tee · 250 ml Naturmolke · Zitronensaft

Gekühlten Grüntee mit Naturmolke mischen und mit etwas Zitronensaft abschmecken.

VERWENDUNG

Zwischenmahlzeiten durch ein Glas Molkengetränk ersetzen. Nach einer Sporteinheit getrunken fördert es die Regeneration.

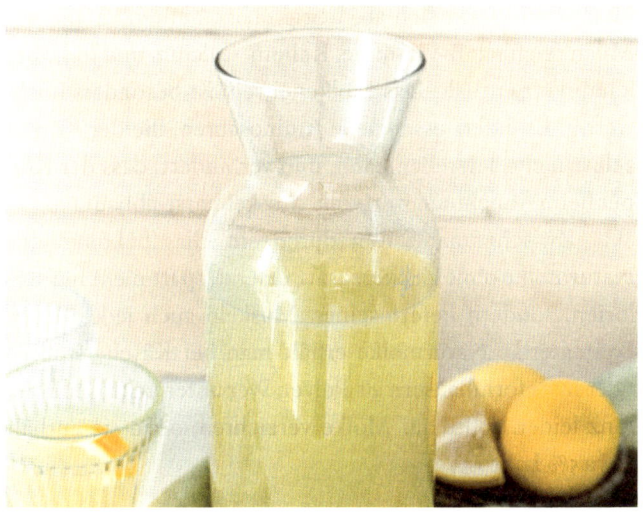

Über die Autorin

Mag. Nina Kienreich, BSc, Jahrgang 1982, ist freiberufliche Diätologin und Ernährungswissenschaftlerin mit Zusatzausbildung zur TEH®-Ernährungsberaterin. In ihrer ernährungstherapeutischen Praxis in Wien und Bad Vöslau widmet sie sich den Themen Gewichtsreduktion, Darmgesundheit und Sporternährung. Seit sie die Kräuterzubereitungen ihrer Großmutter kennengelernt hat, gilt ihr besonderes Interesse der Naturheilkunde. Sie berät und begleitet Menschen bei Ernährungsumstellungen, hält Vorträge und Workshops. Nina Kienreich lebt in Baden bei Wien und Fürstenfeld.

Der Verein zur Erhaltung der Traditionellen Europäischen Heilkunde hat sich zum Ziel gesetzt, traditionelles, regionales Heilwissen zu erheben, weiterzuerzählen und zu leben.

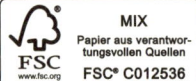

MIX
Papier aus verantwortungsvollen Quellen
FSC® C012536

© 2017 Servus bei Benevento Publishing, eine Marke der Red Bull Media House GmbH, Wals bei Salzburg · Alle Rechte vorbehalten, insbesondere das des öffentlichen Vortrags, der Übertragung durch Rundfunk und Fernsehen sowie der Übersetzung, auch einzelner Teile. Kein Teil des Werkes darf in irgendeiner Form (durch Fotografie, Mikrofilm oder andere Verfahren) ohne schriftliche Genehmigung des Verlages reproduziert oder unter Verwendung elektronischer Systeme verarbeitet, vervielfältigt oder verbreitet werden. Titelsatz aus einer Kalligrafie von Karl Starzer, Satz aus der Hoefler Text und The Sans. · Medieninhaber, Verleger und Herausgeber: Red Bull Media House GmbH · Oberst-Lepperdinger-Straße 11–15 · 5071 Wals bei Salzburg, Österreich · Gestaltung und Satz: graficde'sign. pürstinger, Alex Stieg · Bilder: Cover: Vstock/Getty Images; Innenteil: S. 10, 19, 31, 41, 43, 53 Birgit Buchart; S. 15, 23, 29, 47, 49, 55, 59, 61, 63 Carolina Auer (Food-Fotografin) und Carina Grissemann (Foodstylistin); S. 17 Shutterstock/vaivirga; S. 21 Shutterstock/focal point; S. 25 Shutterstock/Grigoriy Pil; S. 27 Shutterstock/Brent Hofacker; S. 33 Shutterstock/Fotoksa; S. 35, 45 Anita Buchart; S. 37 Shutterstock/Vaclav Mach; S. 39 Shutterstock/iocrifa; S. 51 Shutterstock/Slavica Stajic; S. 57 Shutterstock/Zerbor

Printed in Austria
ISBN 978-3-7104-0137-4